QUELQUES MOTS

SUR

UNE OPÉRATION DE TRÉPAN

FAITE PAR M. DORTHOLAN,

Médecin de la Faculté de..... Membre de l'Académie de.....
et des Sociétés savantes de..... et de.....

PAR

HENRI BERNAST,

CHIRURGIEN S.-A.-M. A L'HOPITAL MILITAIRE

de Lyon.

Nulla invidia suprà medicorum invidiam.

———

Quid autem vides festucam in oculo fratris tui
et trabem in oculo tuo non vides?

MATTH. Cap. VII.

LYON.

TYPOGRAPHIE DE Vᵉ AYNÉ,

Grande rue Mercière, n. 44.

1839.

AVANT-PROPOS.

Une brochure, ayant pour objet une opération
de trépan faite par M. DORTHOLAN, parut au com-
mencement de l'année. Mystérieuse d'abord, élabo-
rée dans l'ombre et circulant de même, elle n'a vu
la lumière, dans cette Ville, que depuis quelques
jours. En général, elle a excité chez ses lecteurs
un vif sentiment de pitié et de dégoût, car, à
l'occasion de cette opération, que l'on peut dire
escamotée, M. D*** a trouvé le moyen d'insulter
gravement et d'attaquer dans son honneur un
homme qui a eu pour lui de longs et magnanimes

ménagements. Cette attaque, que l'on peut taxer de lâcheté, car, depuis quatre mois, le pamphlet s'est répandu sourdement, sans que celui qui en est l'objet en ait eu connaissance, cette attaque, dis-je, m'a suscité l'idée d'examiner avec attention la brochure livrée à cette publicité clandestine, et de voir si M. D*** s'est imbu lui-même de ce précepte qu'il proclame avec tant d'extase : *Connais toi toi-même !*

Comme on le croira facilement, la personne attaquée ne s'abaissera jamais à la moindre réponse, cette insulte n'a pu l'atteindre, et lorsqu'on lui en a parlé, l'on n'a aperçu sur ses lèvres que le sourire du mépris et de la pitié. C'est donc à quelqu'un de ceux qu'il a obligés et instruits, au plus faible peut-être, qu'appartient le droit de le venger, et certes une accusation aussi passionnée a rendu la tâche facile.

Lyon, le 24 mai 1839.

D'après le titre de cet opuscule : *Fracture du Pariétal avec enfoncement et compression du cerveau. — Opération du trépan. — Guérison*, on croit rencontrer l'histoire complète et détaillée d'un fait remarquable à mettre en opposition à la doctrine que Desault d'abord et M. Gama ensuite ont professée avec tant d'avantage ; mais j'ai été fortement étonné de ne pouvoir tirer de cette observation qu'une simple conséquence, indigne des frais d'impression qu'elle a suscités, savoir : qu'une application d'une couronne du trépan peut être suivie de guérison sur l'homme ; or, l'expérience de tous les siècles nous apprend que non-seulement on guérit de l'application d'une couronne de trépan, mais encore de dix, de vingt et de trente couronnes, de l'enlèvement d'une grande partie et de la totalité même du coronal, des pariétaux, etc... On n'a pas besoin d'en citer textuellement les exemples donnés, beaucoup d'Auteurs en rapportent.

Quoique nous ne soyons plus au temps des *Circulatores* qui trépanaient pour une simple céphalalgie, et que nous ayons fait justice de toute thérapeutique chirurgicale empirique, on applique peut-être trop souvent le trépan dans les cas où la nature seule pourrait faire la cure en moins de temps et avec de moindres accidents. Aussi je pense, avec M. Gama, que l'on doit être des plus circonspects dans son emploi. Il me semble que lorsqu'on s'y décide, on doit avoir des motifs d'une justification complète, et j'avoue que, malgré toute l'attention que j'ai mise à les chercher dans la brochure en question, je n'ai pu les découvrir. Suivez-moi, je vous prie, dans son analyse, et vous vous convaincrez, comme moi, que c'est un fait sans expression scientifique. Je cite l'observation textuellement.

« N***, canonnier au 6ᵉ régiment d'artillerie,
» âgé de 28 ans et d'un tempérament indéter-
» miné, fut apporté, le 25 août, à l'Hôpital
« militaire de Lyon. Chargé *par intérim* du ser-
» vice de chirurgien en chef, je me trouvais à
» ma contre-visite et je pus m'occuper de suite
» de cet artilleur qui venait de recevoir au vertex
» un coup de pied de cheval pendant qu'il était
» baissé pour panser les paturons d'un autre.
» L'exploration de la tête m'y fit reconnaître une

» plaie, de droite à gauche, d'environ deux
» pouces d'étendue, *à bords nettement taillés*, in-
» téressant jusqu'au péricrâne inclusivement et
» correspondante à la partie supérieure et anté-
» rieure du pariétal droit, qui offrait une fracture
» avec enfoncement d'un fragment de quinze
» lignes dans son plus grand diamètre, et six
» dans sa largeur ; son bord antérieur le plus
» long, déprimé de deux lignes au moins,
» était parallèle au bord antérieur du pariétal. »
Ici finit l'historique de ce qui a précédé l'opération du trépan. Comme on le voit, les mots
que j'ai soulignés, indiquent que le coup a dû
être violent ; car, sans cette circonstance, il
est impossible qu'une plaie faite par un corps
contondant, comme un sabot ferré de cheval,
puisse offrir des bords à coupure nette et bien
tranchée. Comment donc se fait-il que le résultat
du choc, c'est-à-dire l'ébranlement du cerveau
n'ait point produit la perte de connaissance ?
L'auteur de l'observation ne fait aucune mention
de cet accident, qui semblait être obligatoire.
Néanmoins quelle circonstance méritait davantage d'être notée ? c'est elle qui, d'après sa plus
ou moins grande durée, donne la mesure exacte
de la commotion cérébrale, de la contusion
possible du cerveau et de l'inflammation que
l'on peut avoir à craindre.

Il est vrai que M. D*** dit, *page 7, ligne 11*,
que l'opération n'était pas plutôt achevée, que
la compression du cerveau cessa. S'il y avait

compression , pourquoi ne dit-il pas par quels signes elle s'est manifestée à l'extérieur , par quel moyen on a pu la reconnaître , car , je le répète , c'est là une circonstance capitale qui seule peut justifier la trépanation.

J'ai voulu , par moi-même , vérifier l'état du blessé à son arrivée , et quoique plus de huit mois se soient écoulés depuis que cette opération a eu lieu , il n'a pas été difficile de remonter à la source ; pour cela il m'a suffi de demander le rapport du jour , rédigé par M. Carrière , docteur-médecin établi à Lyon , et alors chirurgien requis à l'Hôpital. M. Carrière , après avoir fait la description de la plaie , ajoute : *le malade était dans un état de connaissance et de tranquillité parfaites.* Le lendemain ces mots furent assez singulièrement corrigés , mitigés , enfin effacés par M. D*** qui probablement en sentait toute la portée et qui voyait , dans leur maintien sur le rapport , une preuve que l'opération n'avait pas été aussi indispensable qu'il veut bien nous le faire accroire *page 7 , ligne 8.*

On pourrait croire que M. D*** en effaçant ces mots , qui pouvaient le faire taxer d'imprudence d'avoir fait légèrement une opération grave , n'a fait que corriger une faute commise par un élève ; mais les témoignages de MM. Gadot et Carrière , qui assistaient à l'opération , sont là pour constater que le blessé parlait avant et pendant la trépanation.

Voilà donc établi , dans toute sa vérité , un

fait que , dans un sentiment d'intérêt personnel, M. D*** avait laissé dans une obscurité complète. Je ne crois pas en devoir ajouter davantage pour convaincre tout praticien que la compression n'existait pas , car avec elle il y aurait eu perte de connaissance , ce qui n'a pas eu lieu. Je me crois encore en droit de dire , d'après ce qui précède , que M. D*** doit rabattre un peu de ses prétentions et ne pas s'imaginer avoir rendu un service éminent à la science , en rappelant , à l'occasion d'un succès , qui lui paraît trop remarquable , l'attention des praticiens sur l'opération du trépan.

Maintenant arrivons au procédé opératoire. M. D*** dit , *p.* 6 , *lig.* 24, qu'il rugina le péricrâne. Comment! lui, qui reproche à un praticien de rester dans l'ornière de la routine en engageant le sindon entre le crâne et la dure-mère, ne sait pas qu'on ne se sert plus de la rugine dans la trépanation ! Il ne s'est pas aperçu qu'elle enlève toujours plus de membrâne qu'il n'est nécessaire ! et d'ailleurs , l'on ne fait pas plus de mal en sciant qu'en ruginant. Ici M. D*** s'est montré lui-même routinier, car en agissant ainsi il a occasionné une nécrose de la table externe du crâne, dans l'étendue de près d'un pouce au-delà de l'ouverture , nécrose qui a reculé de quelque temps la guérison du blessé N**** ; et puisqu'il est si ennemi des omissions que l'on peut faire des règles générales , je lui rappellerai qu'il ne parle pas dans sa production de l'emploi qu'il a fait du trépan perforatif;

il s'en est servi, je n'en doute pas, mais qu'il veuille au moins le spécifier dans une seconde édition.

Dirais-je encore (car aujourd'hui je suis en train de causer), qu'on a osé l'accuser (¹) d'avoir tourné pendant assez long-temps l'arbre du trépan de gauche à droite au lieu de le faire manœuvrer de droite à gauche? Je sais que quelques moments après il est rentré dans *l'ornière de la routine*; il a bien fait, car, sans cela, je doute qu'il eût pu terminer son opération, et alors, que devenait la gloire qu'il vient d'acquérir par l'impression de son mémoire? le plaisir de se venger par humanité? et le nouveau diplôme qu'il vient de recevoir de ses quasi-compatriotes les Académiciens de Toulouse?

Je passe quelques circonstances de l'opération et j'arrive au passage qui a rapport à l'esquille (*p. 7, lig. 1*) : « La dure-mère était décollée dans » une certaine étendue et une esquille de la table » interne, de huit lignes de long et de deux de » large, était entièrement détachée et reposait » sur la dure-mère qui n'offrait point de solution » de continuité; je retirai cette esquille et je fus » corroboré dans l'opinion que cette opération » était formellement indiquée. » Et pourquoi donc, je vous prie? Nous avons déjà dit qu'aucun accident n'était survenu, et quels ravages assez grands

---

(¹) *O tempora ! ô mores !*

(que ne put combattre un traitement énergique.) pouvait amener la présence d'une esquille mince qui n'occasionnait aucune douleur, n'avait point lésé le cerveau, puisqu'il n'y avait point de trace de convulsion, et que le blessé était dans un état de connaissance et de tranquillité parfaites. Rien n'autorisait donc l'opération, et, comme d'autres praticiens, je croirai toujours qu'elle a été intempestive, si M. D*** ne donne pas de meilleures raisons que celles qui se trouvent dans sa brochure (1).

Ici l'opération est finie, vient le pansement. Comme on a dû le prévoir déjà ; il n'est remarquable que par la nouvelle manière de placer le sindon en dehors de la cavité du crâne, pour ne pas causer une irritation en pure perte. Il me semblait que ce sindon n'était destiné que pour préserver la dure-mère du contact des bords tranchants de l'ouverture du trépan, et si M. D*** avait suivi la routine, il n'aurait fait, en cela, qu'imiter la pratique des plus grands maîtres, dont l'opinion vaut certes celle de M. Malgaigne. Mais, il lui fallait un point de départ pour entamer ses allégations calomnieuses, que nous atteignons enfin, et autant vaut que ce soit un sindon que toute autre chose.

---

(1) Physick, Hozuer, Paillard, Grœfe, etc., citent des exemples de fractures avec enfoncement d'un pouce, qui n'ont pas moins permis aux malades de guérir sans opération.

D'abord , *page* 7 , avant dernière *ligne* , il accuse le praticien , dont il parle, d'avoir omis de placer un aide en haut du membre pour relever la peau. Cela n'est pas possible. Les fonctions de chaque aide nécessaire à l'opération sont réparties avant qu'on la commence. Il est probable que M. D*** lui-même était chargé de relever les téguments , puisqu'il s'est trouvé là tout prêt pour empêcher le praticien de s'empêtrer.

Page 8 , *ligne* 7 , il accuse le même praticien d'avoir fait l'amputation de la cuisse , tandis qu'il pouvait faire celle de la jambe. Mais M. D*** oublie qu'il y a eu une consultation ; que la majorité a décidé ; que lui-même a pu faire valoir son avis. Sans doute , il est fâcheux qu'il n'ait pu convaincre les chirurgiens qui se trouvaient présents , qu'il n'était pour rien dans la cause de l'amputation ; mais parce que son éloquence a été employée en pure perte , faut-il qu'il garde rancune ?

D'ailleurs la dissection a démontré que le genou ne pouvait être conservé.

Quelques lignes plus bas c'est encore quelque règle générale qui a été omise à l'occasion de l'amputation de la jambe d'un jeune sujet ; ce sont ces malheureux téguments que l'on oublie de relever , des compresses fendues dont on ne fait point usage , des chairs que l'on tiraille , jusqu'à donner au moignon l'aspect d'un véritable gâchis. Ici l'exagération gâte l'accusation , c'est de la rage. Que répondre à tout cela , si ce n'est , avec Pascal , *mentiris impudentissime*. Est-il , en effet , probable qu'un homme qui a fait plus de trois cents amputations depuis 25 ans , qui les fait surtout avec autant de calme et de sang-froid que le praticien dont il est ici question, est-il probable, dis-je, qu'il aille ainsi torturer , tenailler un jeune enfant de dix ans dont la guérison toutefois a été très-rapide?

Puis enfin, *page* 9 , il s'agit de deux tumeurs. L'une , enkystée , qui se trouvait sous l'extrémité inférieure du vaste interne. L'homme qui la portait était soldat au train des équipages , et voulait se prévaloir de cette légère infirmité pour ne pas monter à cheval ; on l'envoya donc à l'Hôpital avec un billet qui désignait la tumeur sous le nom de périostose ; peu mobile alors, on pouvait la confondre facilement avec cette dernière maladie ; plus tard elle le devint davantage , ce qui permit de la mieux diagnostiquer et de l'enlever ; voilà le cas qui a donné lieu au docteur de multiplier ses diatribes.

Quant à la seconde tumeur , M. D*** devrait se rappeler qu'il ne s'est aperçu que c'était un lipôme que lorsqu'il y eût enfoncé un bistouri pour la vider (¹).

Ici finissent toutes ces allégations malveillantes où percent la haine et la calomnie. L'Auteur de la

---

(1) Je ne dis rien d'une note qui se trouve à la fin de la 8ᵐᵉ page, où il parle de délicatesse ; il me semble que ce ne sera jamais chez lui qu'on s'attendra à la trouver. Où l'aurait-il apprise?

brochure ne nous quitte cependant pas encore ;
il tient à cœur de faire accroire que cette digression,
qui a fait lever les épaules à tous ceux qui l'ont
lue et n'a pu provoquer que leur pitié, il
ne l'a faite que par amour de l'humanité !
c'est aussi par amour de l'humanité, qu'en citant
Caton, Isocrate et ses panathénées, Théophraste
et ses caractères, il renvoie sur les bancs de
l'école un homme qui, pendant sept ans, a fait
un cours d'anatomie et pathologie chirurgicales.
Il faut avouer que la *judiciaire* de M. le docteur
D*** est ici en défaut ; il devrait y aller lui-
même ; il apprendrait au moins à distinguer,
déjà, la 9e paire du cerveau de la 5e, à faire des
citations plus exactes et autre chose (¹).

Je voudrais terminer ici, mais toutes ces dis-

---

(1) Jusqu'à présent, au milieu des nombreux *Secrétaires*,
dont le public a été gratifié, il n'en a point paru qui fût
spécialement destiné à MM. les Aides-Majors des hôpitaux,
pour leur servir de guide dans les relations qu'ils peuvent
avoir avec les chefs. On aurait cru leur faire injure en
proposant un pareil ouvrage, et probablement il eut été
bien difficile de trouver, pour sa publication, un éditeur
qui, d'avance, pouvait craindre de ne le vendre qu'aux....
épiciers. Mais comme depuis quelque temps il s'est élevé
un homme qui emploie des formules nouvelles, un style
particulier et une orthographe tout-à-fait extraordinaire,
il leur serait peut-être agréable de connaître cette nouvelle
manière d'écrire. Je crois pouvoir annoncer que leurs
vœux seront remplis, pour peu que cette publication pique
leur curiosité. Sans aucun doute elle obtiendra leur suf-
frage.

cussions m'ont fait naître dans l'esprit deux ré-
flexions que je crois applicables :

1° *Il est des gens qui ont le talent de ne se faire aimer de personne ;*

2° *Quand on est doué de cet heureux caractère on devrait toujours être employé dans des lieux où l'on n'aurait ni à commander, ni à obéir.*

Maintenant que j'ai tout dit, l'Auteur de la brochure peut poursuivre son traitement ; mais, comme je n'ai pas envie de l'accompagner sur ce terrain, je lui souhaite un bon voyage.

Pax Domini sit semper nobiscum , Amen.

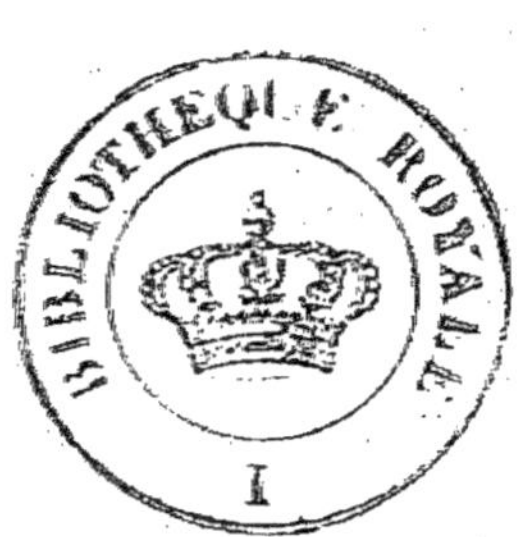